PUBLICATIONS DU JOURNAL DES SCIENCES MÉDICALES DE LILLE.

DES
EXTRAITS PHARMACEUTIQUES

CONSIDÉRATIONS CRITIQUES

SUR

LEUR PRÉPARATION, LEUR CLASSIFICATION, LEURS CARACTÈRES
GÉNÉRAUX, LEURS USAGES, ETC.,

PAR

M. E. SCHMITT,

Professeur à la Faculté libre de Médecine et de Pharmacie de Lille.

PARIS,

LIBRAIRIE J.-B. BAILLIERE ET FILS,

19, RUE HAUTEFEUILLE, 19

(près le boulevard Saint-Germain).

1879.

DES EXTRAITS PHARMACEUTIQUES.

CONSIDÉRATIONS CRITIQUES

SUR

LEUR PRÉPARATION, LEUR CLASSIFICATION, LEURS CARACTÈRES GÉNÉRAUX,
LEURS USAGES, ETC.,

Par M. E. SCHMITT.

Les extraits sont des préparations pharmaceutiques très-importantes, mais on connaît généralement peu leur raison d'être, leurs différentes modifications, les modes si divers de préparation, leurs caractères généraux ou spécifiques. Nous allons essayer dans ce mémoire d'en faire l'étude sous tous ces points de vue et, pour suivre une marche logique, il nous a paru bon de procéder ainsi : définir d'abord l'extrait, en indiquer l'origine et les avantages, donner les règles générales de préparation, indiquer la classification des extraits et terminer enfin par donner leurs caractères généraux.

I. — L'extrait est le produit de l'évaporation d'un suc naturel ou artificiel jusqu'à cette consistance si connue, qu'on appelle consistance d'extrait, c'est-à-dire de pâte molle, mais assez ferme néanmoins pour ne pas couler à la manière des liquides et ne pas adhérer au doigt bien sec. Cette définition primitive ne peut plus être appliquée aujourd'hui ; la consistance de l'extrait est plus variable : aussi le Codex en indique-t-il déjà trois types différents lorsqu'il dit : « l'Extrait est le produit de l'évaporation jusqu'en consistance molle, ferme ou sèche, d'une solution obtenue en traitant une substance végétale, par un véhicule vaporisable, tel que l'eau, l'alcool ou l'éther. »

Quelques praticiens définissent l'extrait d'une façon plus simple encore : pour eux c'est le produit de l'évaporation à consistance pâteuse de liquides aqueux, alcooliques, éthérés ou acétiques. Quelle que soit la définition adoptée, nous pouvons caractériser l'extrait par deux conditions essentielles : la concentration d'un liquide médicamenteux (suc naturel ou artificiel) et une consistance spéciale sur laquelle nous aurons à revenir plus loin.

Tous les sucs, et les sucs de plantes indigènes notamment, renferment en eux-mêmes des germes de fermentation et de destruction ; ils sont de plus soumis à une seconde altération due aux agents extérieurs de décomposition. En concentrant les sucs, nous diminuons leur volume, nous modifions ou détruisons les causes de décomposition interne et permettons un accès moindre aux agents extérieurs de fermentation; les causes de désorganisation du suc sont ainsi diminuées. La conservation est donc le premier but de la préparation d'un extrait. Mais ce but n'est pas le seul ; d'autres préparations pharmaceutiques, les sirops, les vins, les alcoolatures répondent au même besoin. En concentrant le suc, le pharmacien arrive encore par des opérations successives à débarrasser ce liquide de matières inutiles ou inactives, les principes albuminoïdes, pectiques et amylacés par exemple. Enfin l'extrait offre au médecin une préparation active sous un petit volume, il peut à un moment donné, dans une potion ou un sirop, reproduire le suc primitif avec tous ses éléments actifs ; il se prête également avec une merveilleuse facilité à d'autres formes pharmaceutiques, pilules, pâtes, pommades, etc., etc.

Pour nous résumer, les extraits donnent sous un petit volume les principes médicamenteux des végétaux et des animaux ; ils renferment tous les éléments solubles de l'animal ou de la plante, à l'exclusion des principes inertes. Les principes actifs sont en outre modifiés de telle façon qu'ils peuvent être mieux tolérés et à des doses plus élevées, comme on l'a constaté déjà pour la scille et la digitale. L'extrait est en général une bonne préparation, une préparation active se prêtant à toutes les formes médicamenteuses. Une seule ombre à ce tableau, la préparation d'un bon extrait est délicate et sa conservation difficile à la longue.

II. — Nous sommes amenés ainsi à étudier d'une façon générale la préparation des extraits. Quelques-uns d'entre eux, les extraits commerciaux, aloës, cachou, kino, etc., etc., nous sont fournis par la droguerie, tous les autres doivent être préparés dans le laboratoire du pharmacien. .

Lorsqu'il s'agit d'un suc naturel, il suffit de le concentrer soit immédiatement, soit après clarification ; nous avons donc pour les sucs deux catégories d'extraits, les extraits de sucs dépurés et les extraits féculents ou non déféqués, appelés aussi extraits de Storck. Quelquefois on incorpore au suc récent autant de poudre de la plante qu'il y a d'extrait sec réel dans ce suc, on évapore à siccité entre + 40° et + 50° et on obtient alors des extraits sous forme de poudres grumeleuses d'un brun verdâtre. Ainsi se préparent les extraits narcotiques de la Pharmacopée belge (aconit, belladone, ciguë, laitue, etc., etc.), ces extraits sont très-actifs mais de conservation difficile, aussi le pharmacien doit-il les renouveler tous les ans. On donne le nom de Robs au produit de l'évaporation des sucs de fruits, nous citons les robs de nerprun, de genièvre et de sureau.

Les sucs naturels sont assez rares ; les questions de localité, de récolte et de temps en empêchent encore souvent la préparation. Pour obvier à cet inconvénient, le pharmacien prépare des sucs artificiels en traitant les produits secs par des véhicules capables de dissoudre leurs principes actifs. Lorsque le menstrue est vaporisable, le suc artificiel peut être concentré et nous avons alors une nouvelle série d'extraits : les extraits aqueux, alcooliques ou éthérés. Ajoutons comme exception les extraits acétiques dont nous n'avons plus que deux représentants, l'extrait acétique de colchique et l'extrait acétique d'opium de Lalouette, malgré les efforts de Ferrari pour préconiser les extraits narcotiques préparés avec le vinaigre. Il y a enfin des extraits mixtes, dans la préparation desquels on emploie successivement comme menstrue l'éther et l'alcool, l'eau et l'alcool, comme on le fait pour la cubèbine de Labélonye et l'ergotine de Bonjean.

Pour tous les extraits, il faut étudier d'abord la préparation du suc, puis sa concentration. Commençons par les extraits aqueux qui doivent toujours être délivrés lorsque le médecin n'indique pas spécialement l'extrait alcoolique ou éthéré.

Quel que soit le véhicule, la substance doit être bien divisée soit par section, soit par pulvérisation grossière ; il faut avoir soin d'éliminer la poudre fine qui empêcherait plus tard les décantations et filtrations. Ainsi préparée, la matière première est épuisée par macération ou digestion, par infusion ou déplacement avec de l'eau distillée quand celle-ci est prescrite, ou bien avec de l'eau très-pauvre en carbonate de chaux. La macération se fait entre + 10° et + 20° pour l'opium et la gentiane, par exemple ; la digestion entre + 35° et + 40° pour le quinquina. L'infusion se fait avec de l'eau à + 70° pour la digitale, les plantes extracto-aromatiques, la racine de valériane ; mais ces extraits doivent être remplacés par les extraits alcooliques qui leur sont bien supérieurs. Le déplacement est recommandé pour l'extrait de suc de réglisse, il nous a très-bien réussi pour les extraits de gayac et de chiendent. Nous rejetons la décoction, parce qu'elle détermine la coagulation des matières albuminoïdes dans la substance même; elle empêche ainsi la dissolution de quelques principes qui, comme les principes astringents, forment avec l'albumine végétale et l'amidon des composés insolubles.

On jette sur une toile ou sur un tamis de crin le résultat de ces différentes opérations, le liquide ainsi séparé de la substance est réduit au tiers par concentration : l'évaporation peut se faire à feu nu en évitant l'ébullition et en agitant continuellement le liquide. Aussitôt réduit au tiers, le liquide est transvasé, porté à la cave ou dans un autre endroit frais où on le laisse reposer deux ou trois jours, puis on le décante ou on le filtre s'il est nécessaire. Le suc est alors prêt pour la concentration.

Les extraits alcooliques et éthérés se préparent par macération ou déplacement avec de l'alcool à 60° ou à 90°, avec de l'éther ou de l'éther alcoolisé. La teinture bien limpide est introduite dans un appareil distillatoire pour recueillir la majeure partie de l'alcool ou de l'éther ; la concentration se fait généralement comme pour les extraits aqueux.

L'évaporation de tous ces liquides doit se faire au bain-marie ; la température ne doit pas dépasser + 80° pour les extraits alcooliques ou aqueux, et + 50° pour les extraits éthérés. Il est bon d'opérer dans des vases plats à large surface mais de petite capacité, d'ajouter le liquide par fractions au fur et à mesure de son évaporation, et d'agiter constamment pour favoriser le dégagement des vapeurs et empêcher l'adhérence de l'extrait au fond du vase. L'action de la chaleur est continuée jusqu'au moment où on a la consistance voulue, consistance que nous allons indiquer d'une manière plus précise que ne le fait notre pharmacopée.

Autrefois, nous l'avons dit, on ne connaissait que la consistance d'extrait ; le Codex se contente d'admettre que la pâte doit être molle, ferme ou sèche. Nous proposons pour les extraits l'échelle de consistance suivante :

1. L'extrait mou ou semi-fluide, le *mellago* des Allemands, consistance de miel récent. Exemples : les extraits éthérés de fougère mâle, de garou, de semen-contra et de cantharides, l'extrait alcoolique de thapsia, les robs.

2. L'extrait ferme, *extractum spissum*, véritable consistance d'extrait, ne pouvant plus couler comme le précédent lorsqu'il est refroidi, mais se laissant encore tirer en fils à la spatule. Exemples: les extraits de quinquina, de valériane, de gentiane.

3. L'extrait pilulaire, *extractum spissius*, beaucoup plus ferme que le précédent, ne se tirant plus en fils et pouvant servir sans incorporation de poudre à la fabrication des pilules. Exemples : les extraits d'opium et de suc de réglisse, les extraits narcotiques

4. L'extrait sec, *extractum siccum*, susceptible d'être pulvérisé. Exemples : les extraits de ratanhia, de monésia, de quinquina (sel essentiel de Lagaraye). Nous y joindrons les extraits résineux ou résines du Codex (jalap et scammonée), qui sont, en définitive, des extraits alcooliques ou mixtes, et qui ne devraient pas être placés dans un même chapitre avec la poix de Bourgogne, le goudron et les gommes-résines.

Pour amener l'extrait à la consistance sèche, on l'évapore jusqu'au moment où la masse devient friable par refroidissement ; elle n'adhère plus alors au papier collé, et on peut l'étendre encore chaude avec la spatule sur des feuilles de papier à bords relevés. La dessication est terminée à l'étuve entre $+ 40^0$ et $+ 50^0$; on réduit en poudre grossière et on introduit enfin dans des flacons en verre chauffés au préalable : on ferme avec un bon bouchon de liége.

On met également les extraits mous, fermes ou pilulaires dans des flacons ou dans des pots de porcelaine hauts de forme et étroits d'ouverture.

Tous les extraits doivent être conservés dans un endroit sec et frais.

Ces règles générales une fois posées, rappelons quelques modifications au *modus operandi* que nous venons de décrire.

L'extrait d'opium est repris par l'eau et soumis à une nouvelle filtration : cette redissolution aqueuse de l'extrait a pour but d'éliminer les matières grasses ou cireuses, résineuses ou analogues au caoutchouc, qui ont été entraînées dans un premier traitement grâce à la quantité de menstrue d'une part, et d'autre part à la présence simultanée d'autres principes : sucres, gommes, matières extractives qui en favorisaient la dissolution.

Le praticien a souvent intérêt à conserver dans l'extrait, ces matières résineuses ou résinifiées ; à la fin de l'opération, les résines se séparent de l'extractif (ensemble des parties solubles dans l'eau), et l'on a un extrait de mauvaise consistance et sans homogénéité : le défaut est corrigé en incorporant au dernier moment dans la masse un peu d'alcool comme le Codex le recommande pour l'extrait de gayac, et la Pharmacopée belge pour l'extrait sec de quinquina.

Pour obtenir des extraits secs moins altérables et plus faciles à conserver, on peut également incorporer dans la masse encore chaude, des poudres végétales ou de la dextrine et terminer la dessication à l'étuve entre + 40° et + 50°. Les extraits renfermant de la dextrine se préparent en Allemagne principalement pour les sucs narcotiques, et la quantité d'excipient est ajoutée de manière à égaler en poids le poids de l'extrait réel. Il suffit donc, pour l'exécution d'une formule, de prendre de ces extraits une quantité double de celle prescrite par le médecin.

Deux mots encore des extraits mixtes, qui nécessitent l'emploi successif de plusieurs menstrues. La cubèbine de Labélonye et l'ergotine de Wiggers se préparent en reprenant par l'alcool les extraits éthérés de cubèbe et d'ergot; on débarrasse ainsi l'extrait des matières grasses ou cireuses qui sont inertes ou même dangereuses. L'ergotine de Bonjean s'obtient en traitant la solution aqueuse de l'ergot par l'alcool à 90° qui précipite les matières gommeuses et albumineuses, les sels insolubles dans l'alcool ; l'ergotine de Bonjean est deux fois plus active que l'extrait aqueux ordinaire. M. Dausse a proposé le traitement successif par l'éther, l'alcool et l'eau pour épuiser les plantes extracto-aromatiques, M Mohr préconise également ce traitement mixte, pour la préparation des extraits narcotiques. D'après ce savant praticien, le suc dépuré doit être évaporé en consistance de sirop, puis traité par l'alcool anhydre qui précipite les gommes et les sels insolubles ; on évapore alors le liquide alcoolique en consistance d'extrait. Les extraits de Mohr sont très-actifs et ils se conservent facilement.

Nous pouvons également faire entrer dans la catégorie des extraits mixtes, la résine de jalap et la résine de scammonée.

Dans le laboratoire du pharmacien, la concentration des sucs se fait par l'action de la chaleur ; pour accélérer la préparation de l'extrait et empêcher le contact prolongé de l'air, on a songé à opérer dans le vide. La préparation de l'extrait, en raison des appareils qu'elle nécessite, devient alors nécessairement industrielle,

elle ne doit pas être encouragée. Les extraits doivent être préparés par le pharmacien, ils sont des agents médicamenteux très-actifs, sur lesquels le médecin doit pouvoir compter, et malgré l'autorité de noms tels que ceux de MM. Grandval, Berjot, Dausse, etc., nous préférerons toujours avec Deschamps d'Avallon l'extrait préparé dans les pharmacies. Voici les raisons de cette opinion. Les extraits secs préparés dans le vide sont très-hygrométriques ; au bout de très-peu de temps et par le simple contact de l'air, ils forment une masse plus ou moins élastique et très-difficile à manipuler. Il est très-facile à un pharmacien isolé, de récolter deux ou trois kilos de la substance dont il veut préparer l'extrait, mais pourra-t-on en trouver des centaines, des milliers de kilos, en bon état et d'origine certaine pour une fabrication industrielle. L'analyse des extraits est fort peu connue, l'adultération des produits commerciaux est donc trop facile à exécuter et impossible à reconnaître. Enfin, il n'a pas été prouvé, que je sache, que les extraits préparés dans le vide aient une valeur thérapeutique supérieure à celle des extraits préparés par la méthode ordinaire.

Le procédé suivant nous paraît préférable : tout récemment l'on a essayé de substituer l'action du froid à celle de la chaleur pour la concentration des sucs aqueux, on a préparé des extraits par congélation. Cette congélation peut s'obtenir par les froids de l'hiver ou par des appareils vulgarisés aujourd'hui, la sorbetière Gougaud et l'appareil Carré par exemple. Avant de procéder à la congélation, il est bon de ne pas dépurer les sucs de plantes ou de fruits, la coagulation de l'albumine végétale entraîne beaucoup de principes actifs qui ne se retrouvent plus dans l'extrait. Le suc est soumis à deux ou trois congélations successives ; le suc gelé est concassé chaque fois, mis dans un sac de toile ou de crin, puis fortement exprimé. La concentration est telle, que l'on peut terminer l'évaporation du suc, en le mettant sur des assiettes dans une étuve chauffée à + 30°. L'altération des sucs est beaucoup moindre que par les procédés ordinaires, on obtient des extraits de ratanhia, de cachou et d'aloès parfaitement solubles.

Ce procédé, employé par nous-même pour la préparation de la diastase médicinale, nous a donné d'excellents résultats au point de vue du rendement comme de la qualité du produit. Du lait après trois congélations a perdu 57 % de son volume primitif, sa densité a été amenée de 1032 à 1108 et par exposition au soleil sur des assiettes, ce lait donnait un très-bel extrait sec.

La question de rendement doit également préoccuper le pharmacien ; cette question est traitée au Codex, à la page 433, dans un tableau fort bien fait. Nous souhaiterions seulement à ce tableau une colonne complémentaire où les chiffres 1, 2, 3, 4 indiqueraient au praticien le degré de consistance depuis l'extrait semi-fluide jusqu'à l'extrait sec. La consistance est d'ailleurs étroitement corrélative du rendement qui, sans elle, n'a aucune valeur pratique.

Qu'il nous soit permis d'émettre encore un autre désir : nous aimerions voir se propager la préparation et l'emploi des extraits secs. Qu'ils soient préparés par dessiccation immédiate, par incorporation de poudres végétales ou de dextrine, ces extraits sont de meilleure conservation, et ils sont plus sûrs au point de vue de la posologie. La Pharmacopée germanique prescrit la siccité de beaucoup d'extraits qui sont des extraits mous dans nos officines [1]. Citons comme exemple l'extrait d'opium ; en Allemagne, c'est la poudre d'opium qui doit renfermer 10 $^0/_0$ de morphine, l'extrait sec 20 $^0/_0$. Ces exigences sont certainement très-logiques ; dans notre Pharmacopée, il est absolument indispensable d'indiquer en même temps la quantité d'eau que peuvent renfermer l'opium et son extrait. La même remarque peut s'appliquer à tous les extraits de consistance molle ou ferme.

Nous avons omis, et avec intention, de parler des extraits fluides dont l'usage s'est répandu si rapidement en Angleterre et en Amérique. Pour nous, nous pensons et nous espérons démontrer prochainement que les extraits fluides doivent être exclus de l'usage médicinal.

Il nous reste à traiter de la constitution générale des extraits, de leur classification, de leurs caractères généraux.

Nous avons défini l'extrait, nous avons donné les règles générales de préparation et rappelé quelques cas particuliers où le mode d'opération est modifié en raison d'indications pharmacodynamiques spéciales ; nous devons étudier maintenant la constitution des extraits.

---

(1) Outre l'extrait d'opium, doivent être secs : les extraits d'aloès, de coloquinte simple et composé, de campêche, de colombo, de myrrhe, de noix vomique (aqueux et alcoolique), de ratanhia, de rhubarbe composé, de sénéga. Les extraits narcotiques secs et dextrinés sont souvent demandés ; ils sont d'ailleurs nécessaires pour la préparation des poudres composées.

III.—L'extrait doit renfermer tous les principes solubles du végétal ou de l'animal, à l'exclusion des matières inertes. Très-grand est le nombre des principes renfermés dans un suc végétal ; mais sans vouloir entrer dans des détails qui ne sont pas de notre sujet, nous dirons que les sucs renferment des principes immédiats alcalins, neutres ou acides, des huiles volatiles, des gommes et mucilages, des résines et des gommes-résines, des matières pectiques et albuminoïdes, des sucres, des tannins, de la fécule soluble et insoluble, des matières grasses et cireuses, des sels organiques ou inorganiques (surtout à base de chaux et de potasse), de la chlorophylle, des débris de fibres et de parenchyme (pour les extraits féculents), et enfin des matières extractives, c'est-à-dire des matières mal définies pouvant appartenir à l'un des groupes précédents ou résultant de leur transformation et de leur destruction lente.

L'Extractif est caractérisé par sa solubilité dans l'eau, il peut comprendre tous ces principes appelés colorants, amers, dépuratifs, etc., etc. ; peut-être est-il en proportions minimes dans le suc récent ; mais avec le temps, par l'action de l'air, de la chaleur, des ferments, etc., il doit augmenter peu à peu dans une préparation d'extrait, et finir souvent, dans un extrait mal préparé, par en constituer toute la masse.

Il est très-difficile de suivre tous ces états successifs de transformation, mais nous pouvons nous en faire une idée en nous rappelant les modifications que l'eau et la chaleur font subir au sucre cristallisable, en partant du sucre d'orge incristallisable pour arriver au caramel. Le sucre est soumis à des phénomènes d'hydratation et d'oxydation ; l'oxygène de l'air doit brûler une partie de l'hydrogène et un peu de carbone, il se dégage de la vapeur d'eau et de l'acide carbonique, et finalement, il reste un composé plus riche en carbone et fortement coloré comme le caramel. Le caramel est encore soluble dans l'eau ; mais dans la préparation des extraits, il se produit toujours une proportion plus ou moins forte d'une substance nouvelle colorée en brun, en vert ou en noir, et insoluble dans l'eau. Cette substance se dissout dans les liqueurs alcalines, et les acides la reprécipitent de cette solution ; elle a beaucoup d'analogie avec l'acide humique : Berzelius l'a appelée Extractif oxygéné ou *apothème*. L'apothème est très-peu connu ; c'est un composé très-complexe, et il reste comme résidu lorsqu'on fait dissoudre les extraits. Il ne doit probablement pas exister dans l'extrait typique ou idéal ; mais nous pouvons affirmer que plus nous aurons donné de soins à la préparation de nos extraits, moins nous y trouverons d'extractif oxygéné.

En généralisant les phénomènes qui se passent dans la préparation de l'extrait, phénomènes d'hydratation, d'oxydation ou autres, l'on peut dire que les principes volatils disparaissent ou s'altèrent, qu'ils sont retenus quelquefois partiellement par l'apothème, qu'il soit seul on uni à des matières grasses ou résineuses : l'extrait de valériane même aqueux en est la preuve. Ces principes volatils sont, au moment de leur élaboration, des hydrocarbures qui s'hydratent, s'oxydent et nous donnent une série d'alcools, d'aldéhydes, d'acides et d'éthers, qui, dans la suite des opérations, se volatilisent, se décomposent ou se résinifient. Le sucre devient glucose. Les fécules, la bassorine et la cérasine deviennent solubles.

Les tannins s'altèrent plus rapidement encore, et c'est probablement à l'altération des matières astringentes qu'est due la majeure partie de l'apothème, lequel renferme encore les produits de coagulation et de destruction des matières pectiques ou albuminoïdes.

Nous pouvons conclure, de ce coup-d'œil rapide jeté sur les phénomènes qui se passent dans la préparation d'un extrait, que l'altération doit être la plus rapide pour les extraits de sucs, et que cette altération doit diminuer d'énergie depuis l'extrait aqueux jusqu'à l'extrait éthéré qui, de tous, est celui qui renferme le moins de principes altérables. Nous en concluerons également, que la préparation des extraits par voie de congélation lorsqu'elle sera devenue plus pratique, sera la préparation la plus rationnelle, parce que tous les principes qui représentent le suc de la plante y seront certainement le moins altérés, le froid étant une condition de conservation et la chaleur de destrucfion.

IV. — Les extraits doivent-ils être soumis à une classification pharmaceutique ?

Rouelle avait divisé les extraits, en extraits savonneux (ne renfermant que des matières extractives), extraits gommeux, extraits gommo-résineux et extraits résineux. Cette classification est très-primitive et fort incomplète, elle ne comprend pas à beaucoup près tous les extraits employés aujourd'hui.

Sans tenir compte de la consistance, il me paraît plus simple et plus rationnel au point de vue pharmaceutique, de classer les extraits d'après la nature du véhicule qui a servi à les préparer ; mais il faudra d'abord les diviser en extraits simples et en extraits composés. L'extrait simple représente les principes actifs d'une seule plante ou d'un seul animal ; l'extrait composé représente, au contraire, un ensemble de principes appartenant à plusieurs végétaux comme les extraits de rhubarbe composé, de coloquinte composé : les extraits composés sont peu connus et peu employés en France. Revenons aux extraits simples pour lesquels nous proposons la classification suivante :

1. Extraits aqueux :
   a. Extraits commerciaux (aloès, cachou, etc.).
   b. Extraits de sucs (féculents ou dépurés, robs).
   c. Extraits aqueux proprement dits.
2. Extraits alcooliques.
3. Extraits éthérés.
4. Extraits acétiques.
5. Extraits mixtes.

Il faut, en outre, bien préciser la partie de la plante qui a fourni l'extrait, et bien se garder de confondre l'extrait de racines d'aconit ou de semences de jusquiame avec les extraits de feuilles des mêmes végétaux.

Le pharmacien n'a pas à tenir compte d'une classification thérapeutique des extraits, mais nous devons dire qu'à ce point de vue spécial, ces préparations doivent être classées en tenant compte du but pharmacodynamique que le praticien se propose. Le but étant bien défini, le médecin et le pharmacien doivent essentiellement se rappeler tous deux que la partie de la plante, le menstrue et la consistance de l'extrait, sont des éléments dont il faut se préoccuper surtout au point de vue de la posologie. Pour ne citer qu'un exemple, disons qu'il existe cinq extraits d'aconit : l'extrait de suc de feuilles dépuré ou féculent, l'extrait aqueux ou alcoolique de feuilles et l'extrait alcoolique de racines, et que ce dernier, de tous le plus actif, se donne à la dose de quelques milligrammes. Le pharmacien, sur la simple prescription « extrait d'aconit », délivrera en France, l'extrait de suc dépuré de consistance molle, en Belgique, un extrait sec additionné de poudre d'aconit et sous la forme d'une poudre verdâtre et grumeleuse, en Allemagne, l'extrait alcoolique de racines. Disons encore que l'ergotine Wiggers serait dangereuse à la dose ordinaire de l'ergotine Bonjean, qui est elle-même deux fois plus active que l'extrait aqueux de seigle ergoté.

Nous arrivons ainsi incidemment à faire sentir la nécessité d'une Pharmacopée universelle surtout pour les médicaments très-actifs ; cette nécessité est depuis longtemps reconnue par les médecins à clientèle étrangère et par les simples voyageurs faisant exécuter la même prescription dans les différents pays qu'ils parcourent.

V. — Étudions maintenant les caractères généraux des extraits. Les extraits doivent avant tout avoir la consistance prescrite, ils sont toujours colorés en brun ou en vert, mais non pas en noir, comme cela arrive pour les extraits préparés à feu nu. Ils doivent avoir l'odeur et la saveur de la substance qu'ils représentent et surtout ne pas avoir d'odeur empyreumatique. Leur surface doit être lisse et non grumeleuse, elle ne doit pas être couverte de moisissures ni soulevée par des bulles de gaz, indice de fermentation.

L'extrait aqueux doit être presqu'entièrement soluble dans l'eau, il se dissout mieux dans l'eau alcoolisée et dans les liquides sucrés que dans l'eau pure : aussi, dans la préparation d'une potion, le pharmacien a-t-il souvent avantage à diviser l'extrait dans le sirop. Les extraits alcooliques ou éthérés doivent se dissoudre complètement dans leurs menstrues originaires.

Souvent l'on a constaté au fond des pots d'extraits mous de très-belles cristallisations de produits organiques ou inorganiques. Citons l'asparagine ; l'oxalate de chaux, le chlorure de sodium, l'azotate et le sulfate de potasse. L'extrait de belladone, les extraits de jusquiame, de bourrache et de pissenlit sont ceux qui présentent le plus souvent ces cristallisations : celles-ci tiennent presque toujours aux sucs végétaux et elles peuvent aussi quelquefois provenir de l'action de l'oxygène de l'air comme pour les azotates.

Les extraits présentent, outre ces caractères généraux, des caractères spécifiques ou même génériques. Les uns sont caractérisés par leur couleur (ratanhia et campêche), leur odeur (valériane), leur saveur (aloès et rhubarbe), les autres par leurs caractères chimiques, les alcaloïdes pour l'opium, le quinquina et les plantes narcotiques, les principes astringents pour le cachou et le ratanhia, les acides pour l'opium, le quinquina, les sucs de fruits. Quelques extraits peuvent se reconnaître rapidement par l'action de certains réactifs qui produisent une odeur ou une coloration spéciales ;

ainsi l'odeur produite par action de la potasse caustique sur l'extrait de ciguë, la coloration produite par les alcalis sur la matière colorante de la rhubarbe. Ces caractères chimiques ont été donnés avec précision par MM. Patrouillard et Lepage, dans leur *Guide Pratique de l'Essai des Médicaments* ; mais pour la majeure partie des extraits et surtout pour les extraits savonneux de Rouelle, ils sont difficilement applicables. L'étude de l'extractif est loin d'être complète, elle ne le sera peut-être jamais en raison de la constitution complexe des extraits et des modifications qui continuent probablement à se faire, même dans la préparation terminée. Si ce problème est des plus ardus, si l'altération spontanée des extraits est souvent inévitable, si leur falsification est difficile à reconnaître, on comprend qu'il est du devoir des pharmaciens, comme de leur intérêt, de préparer eux-mêmes leurs extraits.

Ce n'est pas tout, l'extrait est sorti de l'officine du pharmacien, il est devenu alimentaire. Né médicament et même poison dans le laboratoire, il est devenu aliment dans l'usine. Les préparations scientifiques des extraits appliquées sur une plus grande échelle donnent aujourd'hui à l'alimentation l'extrait de viande de Liebig, l'extrait de lait ou le lait condensé, l'extrait ou essence de café, les extraits de légumes, de malt, de houblon, etc., etc. Il serait facile de discuter la valeur alimentaire de l'extrait Liebig et d'indiquer les services que rend le lait concentré, mais, en abordant ces questions dans notre mémoire, nous sortirions complètement du domaine pharmaceutique.

Lille-Imp. L Danel.